AF611124

DE LA CONTAGION

DE

L'ÉRYSIPÈLE

PAR LE

Docteur L. BLIN

ANCIEN INTERNE-LAURÉAT DES HOPITAUX DE PARIS,
OFFICIER D'ACADÉMIE,
MÉDECIN DES HOSPICES DE SAINT-QUENTIN, MÉDECIN DES ÉPIDÉMIES
DE L'ARRONDISSEMENT, etc.

SAINT-QUENTIN
Imprimerie Ch. POETTE, rue Croix-Belle-Porte, 19

1879

DE LA CONTAGION DE L'ÉRYSIPÈLE

DE LA CONTAGION

DE

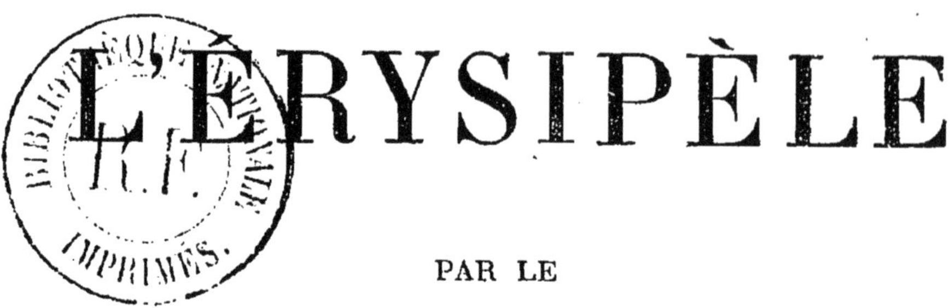

L'ÉRYSIPÈLE

PAR LE

Docteur L. BLIN

ANCIEN INTERNE-LAURÉAT DES HOPITAUX DE PARIS,
OFFICIER D'ACADÉMIE,
MÉDECIN DES HOSPICES DE SAINT-QUENTIN, MÉDECIN DES ÉPIDÉMIES
DE L'ARRONDISSEMENT, etc.

SAINT-QUENTIN
Imprimerie Ch. POETTE, rue Croix-Belle-Porte, 19

1879

DE LA CONTAGION DE L'ÉRYSIPÈLE

Dans l'une des premières séances de la Société de médecine de l'Aisne, il y a 15 ans, en 1863, je fis connaître une série d'érysipèles, ou plutôt plusieurs séries consécutives d'érysipèles, dont la filiation n'était pas douteuse et dont la propagation mettait en évidence le caractère contagieux de la maladie (1).

Cette contagion, cette transmission des germes morbides, quand elle se fait à distance, n'est pas toujours facile à distinguer de l'infection, c'est-à-dire de l'empoisonnement de l'économie par des miasmes telluriques ou atmosphériques. Dans les grands centres, et surtout dans les grands hôpitaux, il est souvent impossible de faire la part de l'infection et de la contagion. Chacune de ces causes joue son rôle ; et si l'on est bien placé pour l'observation, on voit fréquemment un germe morbide, celui du typhus, par exemple, créé de toutes pièces en quelque sorte par l'infection, se propager ensuite, soit directement, soit à une certaine distance, par la contagion.

Comment expliquer que ces maladies, que l'on pourrait appeler, avec Trousseau, infecto-contagieuses, tantôt restent isolées, sporadiques, tantôt présentent au plus haut degré le caractère contagieux ? On attribue souvent cette propagation facile à une influence, à un génie épidémique ; mais, comment alors cette maladie, transportée dans une localité parfaitement saine, et où n'existe aucune épidémicité, conserve-t-elle cette contagiosité ? Ne faut-il pas plutôt attribuer ce caractère contagieux à l'essence même du germe morbide,

(1) Je reproduis plus loin la relation complète de cette série d'érysipèles.

et non pas aux circonstances ambiantes ? Il y a, dans l'étiologie, tant de facteurs, tant de données différentes, que l'on ne peut faire la part de chacune que par des observations très multipliées ; encore reste-t-il fréquemment une inconnue, qu'il est impossible de dégager.

En ce qui concerne l'érysipèle, comment cette affection, habituellement si simple, si bénigne, devient-elle quelquefoissi grave et si transmissible ? Comme apparence extérieure, aucune différence ; mais, pour le vrai médecin, qui observe simultanément des cas semblables, il est facile de discerner, dans cette forme contagieuse de l'érysipèle, un élément typhique plus ou moins développé, quelquefois benin et à peine distinct de l'érysipèle simple, d'autres fois trés grave et constituant un véritable typhus érysipélateux. Ici, cet élément typhique dont nous ignorons l'essence, mais que nous voyons se mettre en évidence par les symptômes généraux, est bien autrement sérieux que cet érysipèle, que cette rougeur avec gonflement de la peau, qui n'est qu'une manifestation locale de peu d'importance.

Il y a dans cette forme typhique ou septique de l'érysipèle, indépendamment des symptômes généraux, un signe sur lequel je crois devoir attirer l'attention; je veux parler de l'engorgement des ganglions lymphatiques voisins, qui est quelquefois énorme. Cet engorgement des ganglions précède ordinairement, en même temps que la fièvre, l'éruption érysipélateuse, ainsi que l'a fait remarquer Blandin. Trousseau a fait observer, avec justesse, que cet engorgement des ganglions est propre à toutes les maladies infectieuses; on le retrouve dans la fiévre typhoïde (ganglions mésentériques), dans l'angine couenneuse ganglions cervicaux), dans la morve, dans la syphilis, etc.

Dans les faits que j'ai décrits en 1863 et que j'ai présentés l'année suivante à l'Académie de médecine, nous voyons le germe morbide créé dans un milieu infectieux, l'hôpital Lariboisière, être contracté par un interne de cet hôpital, qui est aujourd'hui l'un de nos confrères les plus distingués de l'arrondissement de Saint-Quentin, le docteur Painetvin. Un parent de cet interne, habitant Guise, vient le voir ; ce parent est pris à son tour de l'érysipèle. Il le transmet lui-même à l'un de ses parents de Fresnoy-le-Grand, venu à Guise pour le visiter. La maladie se transmet ainsi par la plus évidente des contagions ; et, ce qu'il y a de remarquable, c'est que les personnes ainsi contagionnées habitaient des localités différentes, localités tout-à-fait indemnes jusque-là de la maladie. Dans chacune de ces localités, il y eut une sorte de petite épidémie, tout-à-fait circonscrite aux sujets qui avaient subi un contact plus ou moins direct.

J'ai eu l'occasion d'observer, en 1866, une nouvelle série d'érysipèles contagieux, en dehors de toute influence épidémique appréciable, mais sur un point de la ville de Saint-Quentin peu salubre, dans la rue d'Achery.

1re Observation

» Le jeune Parent, fils unique, âgé de 7 ans, lymphatique, affecté déjà d'engorgements ganglionnaires au cou, a reçu à la tête une pierre lancée par un camarade, le 9 août. La blessure consiste dans une plaie contuse de deux à trois centimètres au cuir chevelu, à gauche. — Le 15, une fièvre assez forte se manifeste, et en même temps les ganglions cervicaux déjà engorgés deviennent beaucoup plus volumineux du côté gauche. — Le 23, fièvre à 140 ; gonflement énorme des ganglions ; subdélirium. Potion à l'aconit. — Le 25, apparition de l'érysipèle à la tempe gauche ; pouls à 120. Limonade purgative. — Le 26, l'érysipèle pâlit sur place, mais une traînée rouge (lymphite) gagne le front et s'étend à droite ; gonflement œdémateux du front et de la racine du nez ; nuit calme ; pouls à 100. Boissons acidules, bouillons. — Le 27, disparition de la fièvre et de l'éruption. »

2e Observation

« Le 28 août, le père de l'enfant, après quelques malaises, est pris d'érysipèle au nez ; cet érysipèle a débuté par les fosses nasales ; il n'y avait aucun bouton. Le malade se plaint de mal à la tête, mais il n'a pas de fièvre. Cet érysipèle ne s'est pas étendu à la face ; il s'éteint sur place au bout de trois ou quatre jours. »

3e Observation

« Mme Parent, mère de l'enfant, se plaint de mal à la gorge, le 30 août. Dans la nuit du 30 au 31, elle est réveillée par une violente douleur dans l'oreille gauche.— Le 31, un érysipèle se manifeste sur le pavillon de l'oreille gauche et en avant ; léger engorgement ganglionnaire. — Le 1er septembre, l'érysipèle a gagné la joue gauche et présente quelques bulles ; pouls à 100 ; langue un peu blanche. Limonade purgative, boissons acidules — Le 2, l'érysipèle gagne toute la joue et le nez. — Le 4, les vésicules s'affaissent, l'érysipèle s'éteint à gauche ; mais il gagne la joue droite, la lèvre gauche et le dessous du menton ; engorgement ganglionnaire sous le menton; pouls à 80-90. — Le 5, même état — Le 6, l'érysipèle gagne le cuir chevelu jusqu'au vertex ; paupières fermées ; engorgement ganglionnaire à droite ; pouls 90 ; assoupissement, rêvasseries. — Le 8, vomissements bilieux, un peu de diarrhée ; l'érysipèle a gagné l'oreille droite, il s'est éteint sur les autres points ; pouls 70.— Le 9, le mieux continue. »

Dans ces nouvelles observations, comme dans celles que j'ai publiées précédemment, le caractère contagieux de l'érysipèle paraît bien établi. Des faits semblables ont été publiés dans la thèse de M. Fenestre (1861) et dans celles de M. Ch. Martin (1865)(1) ; d'autres faits encore ont été insérés dans des mémoires présentés à l'Académie de médecine (concours pour le prix de l'Académie, 1866). Cette doctrine de la contagion de l'érysipèle, depuis si longtemps admise en Angleterre, si longtemps contestée en France, semble enfin devoir être acceptée généralement. Une conséquence toute naturelle de ce fait scientifique sera l'isolement, dans les hôpitaux, des malades affectés d'érysipèle, comme de ceux affec-

(1) On trouve, dans cette excellente thèse, la bibliographie complète et la discussion approfondie de la question de la contagion de l'érysipèle.

tés de variole ou de fièvre éruptive quelconque. Il serait même logique d'avoir, dans chaque hôpital, un pavillon spécial pour chaque espèce de maladie contagieuse, si l'on veut éviter de voir le même malade pris successivement de plusieurs affections transmissibles. C'est ainsi que Marchal de Calvi a cité, dans la *Réforme médicale* (10 février 1867), le fait d'un convalescent de variole pris d'un érysipèle au voisinage d'un érysipélateux, fait observé dans le service de M. Féréol. J'ai observé moi-même à l'Hôtel-Dieu de Saint-Quentin, en 1878, des militaires atteints de variole ou de rougeole, et réunis dans la même salle, contracter successivement les deux maladies (1).

(1) Dans une note sur la *contagion de l'Erysipèle* présentée en 1863 à la Société de médecine de l'Aisne et publiée en 1864 dans le bulletin médical du nord de la France, j'écrivais ce qui suit :

« Dans les hôpitaux, rien n'est plus commun que de voir l'érysipèle se développer endémiquement et compliquer les plaies les plus simples. On le voit coïncider fréquemment avec la *fièvre puerpérale* (ou typhus puerpéral) chez les femmes nouvellement accouchées, avec la pourriture d'hôpital, les phlegmons diffus et l'infection purulente.

» Dans ces foyers d'infection et dans les grands centres de population qui les entourent, on constate la propagation rapide de la maladie ; mais il est difficile et même impossible de dire si cette propagation a lieu seulement par *infection*, c'est-à-dire sous l'influence générale des miasmes répandus dans le milieu environnant, ou bien par *contagion*, c'est-à-dire par contamination d'individus sains, mis en contact, *plus ou moins direct*, avec des malades atteints de la même affection.

» Cette question, si controversée pour un grand nombre de maladies miasmatiques, pour la fièvre jaune, pour le choléra, pour le typhus et la fièvre typhoïde, — cette question, dis-je, a été résolue contradictoirement aussi pour l'érysipèle. Tandis que la plupart des auteurs anglais, Willam, Wells, Dickson, Lawrence, Graves de Dublin, et d'autres admettent positivement la contagion de cette maladie, en France, au contraire, la plupart des auteurs classiques, MM. Chomel et Blache (*Dictionnaire de médecine*), Rayer, Cazenave, considèrent la contagion comme inadmissible, M. Trousseau, dans sa *Clinique médicale*, hésite à se prononcer sur cette question. M. Grisolle, qui, dans les premières éditions de sa *Pathologie*, n'admettait point la contagion, dit aujourd'hui, dans la 8e édition, 1862, page 619, tome I : « L'érysipèle est-il contagieux ? Jusqu'à ces derniers temps, j'avais » pensé le contraire, mais quelques faits observés cette année même,

DE L'ÉRYSIPÈLE INFECTIEUX

Si l'érysipèle peut se transmettre par contagion, il peu aussi se produire et se propager par une infection miasmatique, sous une influence septique qui lui est commune avec d'autres affections. Dans les faits cités par M. Pujos, de Bordeaux (1), on voit les sœurs garde-malades être prises d'affections diverses, toutes caractérisées par l'adynamie. Il n'est pas rare, dans les hôpitaux, de voir coïncider l'érysipèle avec d'autres affections infectieuses, comme le phlegmon diffus, la fièvre puerpérale, la pourriture d'hôpital, etc. La présence de l'une de ces affections peut être la cause première du développement de l'érysipèle, comme d'autres affections septiques, ayant un principe morbide commun. Mon ancien collègue des hôpitaux, le regretté professeur Lorain, a fait connaître dans sa thèse (1855), la coïncidence fréquente de l'érysipèle ombilical chez les nouveaux-nés avec les péritonites puerpérales chez les mères. Le docteur Henrot, à Reims, a publié dans la thèse de M. Ch. H. Martin, une série de faits qui semblent démontrer la possibilité de la transmission infectieuse entre l'infection purulente, l'érysipèle simple et plegmoneux, et la fièvre puerpérale; cette série est tellement remarquable qu'elle mérite d'être reproduite.

» 1861, me font craindre que dans certains cas exceptionnels, sans » doute, l'érysipèle ne soit une affection transmissible. »

» Je pense que l'étude de l'érysipèle, faite dans les petites localités, dans les campagnes, pourrait éclaircir la question et ne laisser aucun doute. Déjà, pour la fièvre typhoïde, si fréquente dans nos contrées, il n'est aucun médecin qui mette en doute la contagion, tandis qu'à Paris, bon nombre de nos maîtres, moins bien placés sous ce rapport pour l'observation, hésitent encore à se prononcer sur cette question. Des faits irréfutables ont démontré également, dans les petites localités, le caractère contagieux du choléra, qu'il est impossible de démontrer dans les grandes villes. — La relation de faits récemment observés dans notre arrondissement me paraît de nature à donner la même démonstration rigoureuse pour la contagion de l'érysipèle. »

(1) Concours pour le prix de l'Académie (1866).

Un externe de l'Hôtel-Dieu de Paris, en faisant l'autopsie d'une femme morte d'infection purulente, s'éraille la face dorsale de l'annulaire avec le fragment d'une côte ; il lave et suce la plaie ; néanmoins une angeïolencite intense se déclara. Phlegmon profond du doigt et de la main ; quatre incisions sont pratiquées. — Malgré son état grave, le malade prend le chemin de fer et retourne à Reims. — L'état sanitaire de la ville de Reims était excellent ; depuis plusieurs années on n'y avait pas observé de fièvres puerpérales. Pendant les huit premiers jours qui suivirent l'arrivée du malade à Reims, les accidents généraux et locaux furent très graves. La convalescence n'arriva qu'au bout de six semaines.

Pendant un mois, le malade, fils et frère de médecins, fut visité chaque jour par huit ou dix confrères, tous très répandus dans la clientèle ; deux de ces confrères surtout donnèrent les soins les plus assidus. Or, voici ce qu'ils observèrent ; l'un de ces médecins, après avoir visité le malade, accouche une jeune dame, dans d'excellentes conditions ; cette dame est prise de fièvre puerpérale, et succombe très rapidement. — L'autre médecin, très assidu aussi auprès du malade, voit se succéder dans sa clientèle des faits très graves ; trois dames accouchées par lui sont prises de fièvre puerpérale, deux succombent ; un homme affecté d'une plaie à la jambe est pansé par lui, il est pris d'érysipèle phlegmoneux et succombe ; plusieurs personnes, dans le voisinage de cet homme, sont prises d'érysipèle, et plusieurs succombent.

Le fait capital de cette relation, dit le docteur Henrot, c'est l'état sanitaire très satisfaisant de la ville avant l'arrivée du jeune externe de Paris ; état sanitaire mauvais dans certaines maisons fréquentées par les médecins ayant le plus approché le malade ; enfin état sanitaire infiniment meilleur après cette époque.

Les deux médecins chargés du service des accouchements à l'Hôtel-Dieu n'ont pas approché le malade ; il n'y a pas eu de fièvres puerpérales à l'hôpital.

Cette relation est de la plus haute importance. Elle tend à montrer la possibilité de la propagation d'une maladie infectieuse par le médecin lui-même. Dès lors, de combien de précautions ne devons-nous pas nous entourer, pour éviter d'être les agents inconscients d'une pareille transmission ? Les soins de propreté les plus minutieux, le changement de vêtements, l'usage des antiseptiques semblent pouvoir nous mettre à l'abri, et mettre aussi nos clients à l'abri de cette terrible contagion. Déjà, dans les salles de chirurgie des hôpitaux, les pansements à l'alcool ou à l'eau phéniquée ont considérablement réduit le nombre des complications des plaies. En multipliant les précautions, nous pouvons aussi diminuer la propagation des maladies épidémiques, qui sont bien souvent tout autant contagieuses qu'infectieuses. Les médecins n'ont pas moins de soins à prendre que les chirurgiens pour sauvegarder l'état sanitaire de leur clientèle.

RELATION D'UNE SÉRIE D'ÉRYSIPÈLES

Montrant le caractère contagieux de cette affection (1)

Au mois de novembre 1863, je fus appelé à Guise pour visiter un malade affecté d'un érysipèle grave, en consultation avec M. le docteur Devillers. Il s'agissait d'un jeune homme de 22 ans, M. Testart, qui, quelques jours auparavant, avait été voir à Paris l'un de ses amis, M. Painetvin, interne à l'hôpital Lariboissière. M. Painetvin était lui-même atteint d'érysipèle, contracté probablement dans les salles de l'hôpital; je transcris ici les renseignements qui ont été fournis par ce jeune médecin à M. le docteur Devillers: « Au moment où je contractai mon érysipèle, il y avait deux » érysipèles traumatiques dans les salles de M. Voillemier, » dont j'étais l'interne. Un mois ou six semaines auparavant, » un étudiant en droit était venu mourir dans une de ces » salles d'un érysipèle de la face. — Lorsque Testart est » venu me voir, mon érysipèle n'était pas à la période de » desquamation, mais à la période la plus aiguë, au moment » du délire le plus violent. — Je ne voudrais pas affirmer » que mon érysipèle ait eu pour point de départ une exco- » riation ; cependant, je dois dire que depuis plusieurs se- » maines, je saignais fréquemment du nez. »

Au moment du retour de Testart à Guise, M. Devillers n'avait aucun cas d'érysipèle dans sa clientèle, et l'état sanitaire de cette localité était excellent. Testart tomba malade deux ou trois jours après son retour de Paris ; l'érysipèle se

(1) Cette relation a été présentée en 1865 à l'Académie de médecine. Elle a fait l'objet d'un rapport favorable de M. le professeur Gosselin dans la séance du 20 juin 1865.

développa rapidement à la face et au cuir chevelu, et s'accompagna bientôt d'accidents cérébraux graves, délire et coma ; le malade succomba au douzième ou treizième jour de la maladie, le 30 novembre.

Testart avait été soigné dans sa maladie par un domestique nommé Louis, âgé de 31 ans, doué d'une bonne constitution. Le 25 décembre, cet homme tombe malade à son tour ; il dit que depuis le 2 décembre il est faible, courbaturé et n'a pas d'appétit ; il se plaint de mal à la gorge et de fièvre. M. Devillers constate une rougeur vive au voile du palais et sur la paroi postérieure du pharynx, et un engorgement des ganglions sous-maxillaires ; le pouls donne 100 pulsations. Le 28, l'érysipèle apparaît sous le nez ; les jours suivants, il s'étend à la face, mais ne gagne pas le cuir chevelu. Le 3 janvier, la desquamation commence et la convalescence se prononce.

Un parent de Testart, M. Macaigne, habitant la commune de Fresnoy-le-Grand, à douze kilomètres de Guise environ, était venu voir Testart pendant sa maladie. Il tomba malade lui-même deux jours après cette visite. Il n'y avait alors aucun autre cas d'érysipèle dans la commune de Fresnoy. M. Macaigne guérit. Sa femme contracta aussi l'érysipèle et guérit également.

La maladie se propagea ensuite dans la famille Lefranc, dont les membres avaient visité pendant leur maladie M. et Mme Macaigne, leurs parents. Trois personnes de cette famille furent prises d'érysipèle successivement et guérirent. Un parent, âgé de 73 ans, M. Herbert, habitant un hameau du voisinage, vint visiter la famille Lefranc ; il fut lui-même atteint d'érysipèle et succomba au bout de quelques jours.

Le médecin de Fresnoy, M. Debail, vieillard âgé de 72 ans, se sentit pris de la maladie quelque jours après avoir donné ses soins à la famille Lefranc ; il eut le triste pressentiment du sort qui lui était réservé. Appelé à le visiter le troisième jour de sa maladie, je constatai un érysipèle envahissant la face et le cuir chevelu, une fièvre intense et du délire. Ce malheureux confrère succomba au bout de quelques jours.

Pendant la durée de la maladie de M. Debail, sa fille, Mme Guille-Debail, qui était venue de Saint-Quentin pour le soigner, tomba malade à son tour. Je la visitai au moment où elle venait de s'aliter. Se sentant mal à l'aise le matin, elle avait pris un purgatif salin. Elle avait des frissons, du subdelirium, la langue saburrale ; les ganglions sous-maxillaires étaient très gonflés des deux côtés. Il était évident qu'un érysipèle était imminent. Je conseillai immédiatement douze sangsues à la région sous-maxilaire ; un nouveau purgatif salin fut prescrit pour le lendemain. A la suite de ce traitement, l'érysipèle parut avorter ; une rémission très notable dans les symptômes se manifesta ; l'engorgement sous-maxilaire diminua ; la fièvre cessa. La malade put revenir à Saint-Quentin et parut entrer en convalescence ; mais huit jours après les premiers accidents, le gonflement ganglionnaire augmenta de nouveau, et l'érysipèle apparut au voisinage des piqûres de sangsues, du côté droit. L'éruption se propagea à toute la face et gagna la racine des cheveux, mais elle n'envahit pas le sommet de la tête. La fièvre resta très modérée ; le trouble intellectuel se borna à des rêvasseries et à du subdelirium. Le traitement se réduisit à l'usage de boissons délayantes et laxatives ; la maladie se termina, au bout de douze ou quinze jours, par la formation d'un abcès assez volumineux à la paupière inférieure gauche.

Deux religieuses garde-malades de Saint-Quentin, qui avaient été soigner à Fresnoy la famille Lefranc, ont elles-mêmes été affectées d'érysipèle ; l'une de ces religieuses a succombé à la maladie. Ces deux religieuses ont été ramenées à Saint-Quentin, au siége de leur communauté. Plusieurs de leurs compagnes ont aussi contracté l'érysipèle en les soignant ; mais je manque de renseignements sur cette dernière propagation.

Résumé & Conclusion

1. Si l'on suit attentivement la propagation de la maladie, depuis le germe à Paris, à l'hôpital Lariboissière, jusqu'aux derniers cas observés à Fresnoy-le-Grand et à St-Quentin, il n'est pas possible de révoquer en doute la contagion. Nous voyons, en effet, l'affection se développer successivement chez des personnes mises en rapport avec les malades et habitant des localités différentes, où la maladie ne s'était pas montrée jusque-là.

2. La prétendue différence entre l'érysipèle *traumatique* et l'érysipèle dit *spontané* ou *médical*, différence basée sur une gravité moindre, est contredite par cette fatale série d'érysipèles graves. Nous observons ici pour l'érysipèle ce que l'on a bien des fois signalé pour la fiévre typhoïde, à savoir qu'après de longues séries d'affections bénignes, on peut voir la même malade revêtir soudain un caractère de gravité extrême.

RÉPONSE

A UNE CRITIQUE DES OBSERVATIONS PRÉCÉDENTES

Faite par la *Gazette des hôpitaux* (1).

Dans le numéro du 23 avril 1864 de la *Gazette des Hôpitaux*, un collaborateur anonyme a rendu compte, en le critiquant assez vivement, de mon travail sur la *contagion de l'érysipèle*, publié dans le Bulletin médical du nord (avril 1864) et présenté à l'Académie de médecine. L'attente d'un rapport sur les faits consignés dans ce travail m'a fait ajourner une réponse à cette critique. Je crois encore utile aujourd'hui, après le rapport favorable fait dernièrement à l'Académie par M. le professeur Gosselin, de revenir sur cette question (2).

Sans tenir compte d'une série de treize faits parfaitement authentiques, le rédacteur de la *Gazette* examine en particulier deux de ces faits, dont la relation est un peu plus détaillée ; par une dissection qui en élimine la partie essentielle, c'est-à-dire leur filiation, leur corrélation, pour ne laisser que les circonstances accessoires, il cherche à montrer que ces faits ne prouvent pas la contagion.

En premier lieu, je maintiens que les onze autres faits, quoique n'étant ni détaillés, ni datés d'une manière précise, ont, au point de vue de la contagion, une égale valeur. Ils ont été observés, les uns par moi, les autres par des confrères en qui j'ai pleine confiance, MM. les docteur Cordier, de Saint-Quentin, Devillers, de Guise, Deflandre, de Bohain.

(1) Cette réponse a été publiée dans le *Bulletin médical du Nord de la France*, année 1865.

(2) Voir le compte-rendu de la séance de l'Académie de médecine du 20 juin 1865.

D'autres faits encore m'ont été communiqués ; mais les tenant de personnes étrangères à la médecine, je les ai écartés comme n'ayant pas toute l'authenticité désirable. Si je regrette que les observations soient incomplètes, ce n'est pas parce quelles auraient été plus concluantes au point de vue de la question de la contagion ; c'est parce qu'elles auraient pu servir à élucider en même temps d'autres questions, par exemple la durée de la période d'incubation, l'influence relative des causes occasionnelles, etc.

J'arrive aux deux observations détaillées, qui sont surtout l'objet de la critique de mon contradicteur. Ces deux observations, selon lui, ne sont pas plus concluantes que les autres. Dans l'une, l'érysipèle s'étant développé à la face, à la suite d'une pharyngite, il se demande si l'on ne pourrait pas rattacher l'érysipèle à une vésicule d'herpès labial non reconnue et non soignée. Cette hypothèse me paraît toute gratuite ; ne sait-on pas, en effet, que l'érysipèle débute souvent par la muqueuse du pharynx (voir le mémoire de M. Gubler), et que la pharyngite érysipélateuse n'est souvent que la première étape d'un érysipèle de la face ? Et quand on voit cet érysipèle se développer après un contact bien constaté avec une personne atteinte de cette même affection, n'est-on pas porté à attribuer ce cas particulier, comme les autres, à une contagion, plutôt qu'à un herpès labial qui aurait été méconnu ?

Quant à la seconde observation, « elle a, dit il, une signi-
» fication tellement accentuée, qu'il paraît étonnant que l'au-
» teur ait pu, un moment, s'arrêter à l'idée d'une contagion.
» Quoi, voici des symptômes vagues, non définis, sans érup-
» tion, que l'on juge être un érysipèle et qui s'arrêtent sous
» l'influence des sangsues ; la maladie est assez remise pour
» retourner dans son pays ; huit jours après, un érysipèle se
» montre autour des piqûres de sangsues, et c'est là un
» exemple de contagion de l'érysipèle ! » Oui, je maintiens que c'est là un exemple de contagion. Je m'étonne, à mon

tour, que l'on considère comme *vagues et mal définis* des symptômes précurseurs aussi précis que ceux qui ont été consignés dans cette observation. A la suite d'une série déjà nombreuse d'érysipèles observés chez les sujets exposés à la contagion, je trouve une personne prise d'inappétence, de frisson, de fièvre, et présentant un *engorgement très prononcé des ganglions sous-maxillaires* ; cette personne soignait depuis trois jours son père atteint d'un érysipèle grave, contracté aussi en soignant d'autres malades érysipilateux. En dehors même de ces circonstances, le développement rapide d'un engorgement ganglionnaire, accompagné d'un appareil fébrile très prononcé, n'est-il pas un prodrome presque constant de l'apparition d'un érysipèle ? (1) N'était-ce pas suivre le précepte *principiis obsta* que de conseiller, à l'exemple de Blandin, une application immédiate de sangsues sur les ganglions sous-maxillaires engorgés et douloureux ? A la suite de cette application de sangsues, l'érysipèle apparaît, mais retardé dans sa manifestation ; est-ce à dire que les piqûres de sangsues ont été la cause de l'érysipèle ? Non ; à moins de refuser aux symptômes précurseurs toute l'importance qu'ils ont dans cette affection, on doit admettre, selon moi, *que le germe de la maladie était déjà contracté*, et que, loin d'être la cause première de l'érysipèle, les piqûres de sangsues n'ont joué tout au plus et secondairement, que le rôle de cause occasionnelle.

« Mais derrière toutes ces opinions qui reparaissent de » temps en temps, il y a, dit le rédacteur de la *Gazette*, un » axiôme qui s'impose peu à peu : l'habitation d'un homme » sain près d'une personne malade, même d'un érysipèle, » est une cause d'affaiblissement. Cet écart aux lois d'hygiène » entraîne une altération des conditions de santé individuelle, » et partant favorise le développement d'une maladie variable » comme l'influence de la cause occasionnelle qui la déter-

(1) Voyez Grisolle, p. 531. Pathologie interne, t. I. — 1841.

» mine. Ici ce sera une pneumonie, ici une amygdalite, là » une fièvre typhoïde, là un phlegmon diffus et ailleurs un » érysipèle. »

L'axiome qui est ici proposé pour combattre la doctrine de la contagion de l'érysipèle, ne peut pas s'appliquer à la série de faits que j'ai rapportés. Si l'on veut bien prêter un peu d'attention à ces faits, malgré leur concision, on reconnaîtra que plusieurs des personnes affectées d'érysipèle contractèrent la maladie après une simple visite faite à d'autres personnes atteintes de la même affection, et que, par conséquent, elles n'ont pas subi *cet écart aux lois de l'hygiène qui entraîne une altération des conditions de santé individuelle.* On pourra ramarquer aussi qu'il ne s'agit pas ici du développement d'une maladie variable comme l'influence de la cause occasionnelle qui les détermine, mais toujours d'*érysipèles*. N'est-il pas évident qu'il faut chercher une autre cause première qu'un *écart aux lois de l'hygiène* pour expliquer cette propagation de la même maladie à des personnes parfaitement saines, appartenant à des localités différentes où la maladie n'existalt pas, mises accidentellement en contact plus ou moins direct avec des malades atteints de cette affection ?

INDEX

Saint-Quentin. — Imp. Ch. Poëtte.

www.ingramcontent.com/pod-product-compliance
Ingram Content Group UK Ltd.
Pitfield, Milton Keynes, MK11 3LW, UK
UKHW020406250726
13967UKWH00006B/2497